Dᴿ Gustave LUMINEAU
DE L'UNIVERSITÉ DE PARIS
ANCIEN INTERNE DES HOPITAUX
DE NANTES

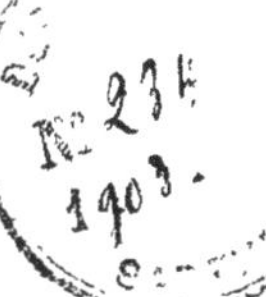

DE LA PONCTION LOMBAIRE

DANS LE TRAITEMENT

DES TROUBLES AUDITIFS

PARIS

Jules ROUSSET

1, RUE CASIMIR-DELAVIGNE
ET 12, RUE MONSIEUR-LE-PRINCE
(anciennement 36, rue Serpente)

1903

Dᵣ GUSTAVE LUMINEAU
DE L'UNIVERSITÉ DE PARIS
ANCIEN INTERNE DES HOPITAUX
DE NANTES

DE LA PONCTION LOMBAIRE

DANS LE TRAITEMENT

DES TROUBLES AUDITIFS

PARIS

Jules ROUSSET

1, RUE CASIMIR-DELAVIGNE
ET 12, RUE MONSIEUR-LE-PRINCE
(anciennement 36, rue Serpente)

—

1903

A LA MÉMOIRE DE MON PÈRE

A MA MÈRE ET A MA GRAND'MÈRE MADAME DORÉ

A MONSIEUR LE DOCTEUR BABINSKI

CHEVALIER DE LA LÉGION D'HONNEUR

MÉDECIN DE L'HOPITAL DE LA PITIÉ

A MES MAITRES DANS LES HOPITAUX

DE NANTES ET DE PARIS

MEIS ET AMICIS

A MON PRÉSIDENT DE THÈSE

MONSIEUR LE PROFESSEUR HUTINEL

Professeur a la Faculté de Médecine

Membre de l'Académie de Médecine

Chevalier de la Légion d'Honneur

Introduction

Les travaux de Brenner, de Hitzig et de plusieurs autres
expérimentateurs ont établi que lorsque les électrodes d'un
appareil voltaïque étaient appliquées chez l'homme des deux
côtés de la tête, soit aux apophyses mastoïdes, soit aux tempes,
à la fermeture du courant, le sujet en expérience éprouve,
entre autres phénomènes, une sensation de vertige ainsi
qu'une inclination latérale de la tête et de la partie supérieure
du corps, du côté où se trouve le pôle positif. C'est là le vertige voltaïque.

(1) *Communications à la Société de Biologie*, 26 janv. 1904 ; 14 mars, 25
avril 1903, et à la *Société médicale dec hôpitaux*, nov. 1902 et |*Revue de Neu-
rologie*, 1902.

(2) Gellé Le signe de Babinski et le diagnostic des états labyrinthiques
Tribune médicale, 27 mars 1901.

Napéralski. Le Vertige voltaïque dans les lésions de l'appareil auditif,
thèse Paris, 1901.

Gros. Des modifications du vertige voltaïque dans les otopathies. *Thèse
Toulouse* 1901.

En raison de l'impossibilité où l'on se trouve de déterminer avec précision, dans les expériences sur l'homme ce tra-
jet du courant électrique on pouvait supposer que le vertige
était dû à une excitation du labyrinthe, ou bien qu'il dépen-
dait d'une irritation directe des centres nerveux.

Une série de recherches entreprises sur ce sujet par M. le
Dr J. Babinski, confirmée par les travaux de plusieurs auristes :
ont permis de mettre en évidence plusieurs faits importants.

Chez les individus sains, l'inclination de la tête dans le vertige voltaïque est obtenue sous l'action de courants de très
faible intensité.

Les lésions de l'appareil auditif exercent une influence mo-
dificatrice tout à fait remarquable sur le vertige voltaïque, ce
qui a conduit à prouver que c'était bien à l'excitation électrique de l'oreille qu'est dûe l'inclination latérale de la tête.

Chez les malades dont le liquide céphalo-rachidien est en
état d'hypertension, comme cela a lieu par exemple, dans
bien des cas de méningite ou de néoplasme intra-crânien, il
faut généralement pour obtenir le vertige voltaïque, employer
un courant d'une intensité beaucoup plus grande qu'à l'état
normal ; on peut dire que la résistance au vertige voltaïque
est augmentée. Immédiatement après la soustraction d'une
quantité de liquide plus ou moins grande ; cette résistance
diminue et parfois considérablement. La résistance au vertige voltaïque peut également diminuer dans une forte pro-
portion chez des sujets qui ne présentent pas d'hypertension
du liquide céphalo-rachidien, après une ponction lombaire
d'une certaine importance.

Ces faits montrent bien avec évidence l'influence que la
pression du liquide céphalo-rachidien exerce sur l'état de
l'oreille interne.

Cette dernière constatation a conduit M. le Dr Babinski à se demander si la ponction rachidienne ne serait pas capable d'agir favorablement sur certains troubles auriculaires.

Dans le but de répondre à cette question M. le Dr Babinski observa un grand nombre de malades atteints d'affections auriculaires dans son service de l'hôpital de la Pitié et les soumit à la ponction lombaire systématiquement. Quelques cas ont déjà été publiés dans les C. R. de la Soc. méd. des Hop. 7 nov. 1902 et 24 avril 1903.

Il voulut bien nous conseiller d'examiner nous-même la plupart des malades soumis à ce traitement et de recueillir leurs observations. C'est le détail et ce sont les résultats de cette méthode appliquée sur près de cent trente cas que nous présentons aujourd'hui comme notre thèse inaugurale.

Que M. le Dr Babinski nous permette donc de lui offrir tous nos remerciements et de lui témoigner toute notre gratitude pour nous avoir inspiré le sujet de cette thèse, nous en avoir fourni tous les éléments et aussi pour la grande bienveillance qu'il nous a toujours montrée.

M. le Dr Weill nous a guidé dans nos premières études et dans toutes nos recherches, nous sommes heureux de l'assurer de toute notre reconnaissance.

Nous remercions aussi bien sincèrement MM. les P^{rs} de l'École de Médecine de Nantes et MM. les médecins et chirurgiens des hôpitaux de Nantes qui ont été nos maîtres éclairés et bienveillants, durant toutes nos études médicales, et tout spécialement MM. Heurtaux, Maurice Bureau, Aubry, Ollive, Mahot, Urbain Monnier, Guillemet et Dianoux, dont nous avons eu l'honneur d'être l'externe ou l'interne, et aussi M. le Dr Texier, notre premier maître en spécialité.

M. le P^r agrégé Sébileau, chirurgien de l'hôpital Lariboisière, a bien voulu nous admettre dans son beau service d'oto-rhino-laryngologie et nous permettre de profiter de son admirable enseignement ; nous sommes heureux de lui adresser tous nos remerciments et de l'assurer de toute notre reconnaissance. Nous avons aussi profité des conseils et des excellentes leçons du Dr Lombard, laryngologiste des hôpitaux et du Dr Caboche assistant de laryngologie, nous leur offrons nos plus sincères remerciements.

Merci aussi, de leur inépuisable complaisance à M. Boisseau, interne à la Pitié et à MM. Tournay et Etoff externe des hôpitaux qui nous ont beaucoup aidé pour recueillir nos observations.

Que M. le Pr Hutinel veuille bien agréer l'expession de notre reconnaissance pour le grand honneur qu'il nous fait en acceptant de présider cette thèse.

A la veille de conquérir au dernier examen le grade de Docteur, qu'il nous soit permis de donner un souvenir à nos chers compagnons d'études : nos bons amis du cénacle du Montparnasse, les Drs Boutin, Ménager, Auspiais, Desbuttes et Verdier et à nos excellents camarades d'internat de l'hôtel Dieu de Nantes et surtout de St Jacques, les Drs Bonnigal, Giffard, Letourneulx, Bossis, Hervouet, Lemeignen, et Gruget.

CHAPITRE PREMIER

Quincke, médecin à Kiel, montra en 1890 qu'il était facile et sans danger, d'atteindre chez l'homme l'espace sous-arachnoïdien lombaire et de retirer à l'aide d'un trocart le liquide céphalo-rachidien. Frappé de la valeur thérapeutique de sa nouvelle opération il généralisa et voulut faire de la ponction lombaire avec soustraction du liquide céphalo-rachidien une sorte de panacée applicable à toutes les maladies du système nerveux ou des organes des sens.

Aujourd'hui, les indications de la ponction lombaire se sont restreintes.

Cependant, outre les méthodes d'examen basées sur son emploi, elle est définitivement entrée dans l'arsenal thérapeutique, et le D* Sicard dans son livre sur le liquide céphalo-rachidien en atteste l'efficacité dans nombre d'affections, notamment dans les méningites bactériennes, non tuberculeuses, les troubles urémiques, l'hydrocéphalie et dans tous les cas de compression cérébrale.

Aujourd'hui, nous espérons après les recherches entreprises et poursuivies par M. le Dr Babinski, que la soustraction d'une certaine quantité de liquide céphalo-rachidien sera une ressource précieuse contre certains troubles auriculaires vis à vis desquels l'auriste est presque complètement désarmé.

La ponction lombaire est d'une technique opératoire simple et dont les divers temps sont bien réglés.

Le malade peut prendre deux attitudes différentes. Assise ou couchée.

Si le sujet est couché, ce sera sur l'un ou l'autre côté suivant l'éclairage, la tête légèrement soulevée par un coussin, les cuisses fortement fléchies sur le bassin, dans la position dite en chien de fusil. Si le sujet est assis, ce sera le plus près possible du bord du lit du côté où se tient le médecin, ou encore à cheval sur une chaise, les coudes appuyés sur les genoux le corps plié en avant, le dos bombé. On engage le malade à faire le gros dos. Cette attitude est destinée à séparer au maximum les lames vertébrales et à produire entre elles un écartement d'environ un centimètre et demi.

On recherche alors les points de repère. Le lieu d'élection est le quatrième espace lombaire situé entre la quatrième et la cinquième vertèbre. On peut le repérer de deux façons : ou bien partir avec le doigt de l'espace lombo-sacré, toujours facilement reconnaissable, et remonter en numérotant au passage les apophyses épineuses ou bien chercher l'espace choisi sur une ligne transversale qui réunit entre-elles les deux crêtes iliaques. Si l'on a affaire à des sujets gras ou à des vieillards dont les cartilages sont ossifiés, il importera peu de piquer un peu plus haut ou un peu plus bas ; il faudra ponctionner celui des espaces le plus dépressible, le plus malléable, le plus à la main.

Toutefois il est préférable de ne pas ponctionner trop bas car il nous a semblé qu'alors, on était plus exposé à avoir un écoulement sanguin qui, outre l'inconvénient d'une petite hémorrhagie, gêne pour recueillir la quantité désirée de liquide céphalo-rachidien.

La ponction se fait avec une aiguille, de préférence en platine, fine, solide et suffisamment longue. Elle mesurera de 9 à 10 centimètres de longueur et de 8 dixièmes à 1 millimètre de diamètre. L'une de ses extrémités sera en biseau pointu et tranchant l'autre pourra s'adapter à une seringue de Pravaz pour faire l'aspiration s'il y a lieu. Il y a intérêt à introduire un mandrin fait d'un fil d'acier dans le canal de l'aiguille. Cela en effet empêche l'aiguille de se boucher au cours de la traversée des plans musculaires.

Il est entendu que l'on procède avec une asepsie absolue : désinfection de l'aiguille avec son mandrin, du malade et des mains de l'opérateur. L'espace est reconnu et palpé une dernière fois, on peut, à ce niveau, faire un peu d'anesthésie locale. Le jet d'un tube de chlorure d'éthyle, ou la simple application de coton imbibé d'éther suffisent chez presque tous les malades à masquer la douleur de la piqûre.

Alors, saisissant bien l'aiguille, en main, l'index limitant le jeu de la course, piquer rapidement pour enfoncer ensuite progressivement et sans à coups. La distance à parcourir est variable suivant l'épaisseur musculo-cutanée de la région lombaire. 7 à 8 centimètres environ chez l'adulte. On peut procéder de deux manières pour piquer l'aiguille. Ou bien latéralement ou sur la ligne médiane.

Latéralement, l'aiguille est alors dirigée à un demi centimètre environ de la ligne médiane épineuse, presque perpendiculairement à la colonne vertébrale, et très légèrement en haut et en dedans, vers la crête apophysaire.

Sur la ligne médiane diriger l'aiguille absolument perpendiculairement à la colonne vertébrale un peu au-dessous du relief de l'apophyse épineuse et aussitôt celle-ci franchie, redresser la pointe l'aiguille en haut et continuer à pousser un peu en avant et en haut. Ce dernier procédé nous paraît préférable, quand le malade est dans la position assise. Dans la position couchée le premier procédé nous semble au contraire plus facile à employer.

Dans les deux cas le point capital est de tenir son aiguille bien exactement perpendiculaire à la colonne vertébrale.

Les masses sacrolombaires traversées, l'aiguille perce le ligament jaune. A ce moment on peut percevoir une sensation analogue à celle produite par la piqûre d'une feuille de parchemin, on est alors certain d'avoir pénétré dans le canal vertébral. On retire le mandrin en maintenant l'aiguille enfoncée et le liquide s'écoule. L'écoulement peut se faire goutte à goutte, en filet ou en jet, suivant l'état d'hypo ou d'hypertention auquel il est soumis. Si le liquide sourd avec peine, on peut l'aspirer avec une seringue de Pravaz, ou bien l'on fait tousser le malade, ce qui augmente l'intensité de l'écoulement.

On recueille le liquide dans un tube gradué ordinaire, ou conique si on veut en faire l'examen ultérieur.

La prise faite, d'un mouvement brusque on retire l'aiguille et l'on obture l'orifice cutané avec un peu d'ouate et de collodion.

Si l'on a fait une ponction blanche il faut retirer l'aiguille et la remettre perpendiculairement à la colonne vertébrale.

Il peut arriver que la ponction faite, l'écoulement s'arrête tout-à-coup, cela tient à ce que des racines nerveuses de la queue de cheval sont venues oblitérer le biseau de l'aiguille. Il suffit de quelques légers mouvements de rotation, de torsion ou de retrait pour libérer l'extrémité pointue. Il peut encore se produire un écoulement de sang pur par l'aiguille, c'est un simple contre-temps qui n'est jamais suivi d'ennuis post-opératoires. Il faut savoir attendre quelques secondes. La teinte sanguine va en s'atténuant et le liquide redevient clair. Si l'hèmorragie persistait, retirer l'aiguille et ponctionner plus haut ou plus bas. Cette légère hémorragie est due à la blessure de petites veinules ou artérioles intra ou extraduremériennes.

Quelques filets nerveux terminaux de la queue de cheval peuvent être tiraillés et donner lieu à des crampes dans les cuisses, c'est un incident rare et sans aucune conséquence, car il ne persiste jamais après l'intervention.

Après la ponction, l'aiguille retirée, le liquide céphalorachidien continue à s'écouler encore pendant quelque temps dans l'épaisseur des tissus par la blessure des méninges et quelques auteurs ont estimé la quantité de cette perte à 100 et 150 grammes. (Sicard)

Dans les cas de fracture du crâne et notamment celles de la base, on a vu perdre des quantités considérables de liquide céphalorachidien. Quincke enlevait par la rachicentèse de 80 à 100 grammes de liquide. Sicard conseille de ne pas dépasser de 20 à 30 grammes.

M. le Dr Babinski enlève généralement de 10 à 15 centimètres cubesà chaque ponction et estime que cette quantité est suffisante pour produire un résultat dans les troubles auriculaires sur lesquels nos recherches ont porté. Dans toutes nos observations, le volume de liquide, soustrait n'a jamais été inférieur à 10 centimètres et souvent la ponction a été renouvelée, aussitôt le malade revenu à son état normal, c'est-à-dire au bout de quelques jours.

Après l'opération, la plupart des malades éprouvent une série de malaises assez particuliers qui peuvent se comparer au mal de mer ; c'est d'abord une céphalée avec sensation de tiraillements souvent douloureux à la nuque et à la racine du nez, puis un état nauséeux accompagné de perte de l'équilibre. Tous ces troubles sont calmés par la position horizontale, le tête maintenue basse et le siège relevé par un coussin. Ce malaise peut durer de quelques heures à quelques jours, parfois une semaine ; la moyenne est de quatre à cinq jours. Pendant ce temps le malade doit se tenir au lit et se contenter d'une alimentation légère. Au cours de nos observations nous avons pu remarquer que les malades non incommodés, par la ponction n'en avaient pas retiré de bénéfice, et que la plus grande partie des améliorations obtenues se trouvait parmi ceux qui avaient été très gênés par la perte de leur liquide céphalo-rachidien.

C'est pourquoi on peut penser que la perturbation brusque apportée par l'écoulement rapide d'une quantité notable de liquide est pour quelque chose dans le résultat thérapeutique. Aussi parait-il préférable, dans ce cas, de pratiquer la ponction sur le sujet dans la position assise, ce qui a pour effet d'accélérer l'écoulement et après l'opération d'engager le malade à rester debout jusqu'à l'apparition de malaises qui le forcent à se mettre au lit.

Nous devons encore noter la production d'un phénomène

consécutif à la ponction et assez souvent observé chez nos malades. C'est un catarrhe nasal, avec écoulement d'un liquide séreux analogue à celui de l'hydrorrhée nasale accompagné de sensations de picotement et d'éternuements ; cela dure trois ou quatre jours — parfois aussi nous avons observé des épistaxis.

La rachicentèse est vraiment une opération bénigne. -- Sur cent trente cas dont nous allons reproduire les observations, il n'y a jamais eu le moindre incident ni la plus légère alerte. M. le Dr Babinski estime avoir fait jusqu'à présent plus d'un millier de ponctions lombaires sans avoir jamais eu le moindre accident.

Le Dr Sicard dans son livre sur le liquide céphalorachidien, affirme lui aussi, la bénignité, l'innocuité absolue de cette intervention — Les seuls cas de mort, connus et rapportés, sont d'ailleurs extrêmement peu nombreux et se rapportent à des tumeurs cérébrales dont la brusque décompression a produit une syncope hors ces cas exceptionnels et qui peuvent facilement être reconnus et éliminés, il est absolument sans danger aucun pour la vie et la santé ultérieure du malade de pratiquer la soustraction de 10 ou 15 c. de son liquide céphalo-rachidien.

Voir au sujet de la ponction lombaire et de sa technique :
SICARD. — Le liquide céphalo-rachidien. Paris 1902.
CHAVASSE et MAHU. — Rapport à la *Société française d'Otologie...* Octobre 1903.

—

CHAPITRE II

Le nombre total des malades atteints d'affections auriculaires et soumis à la ponction lombaire dans le service du
Dr Babinski à l'hôpital de la Pitié a été d'environ cent trente
— Sur ce chiffre nous n'avons retenu exactement que 106
observations entièrement consignées dans le registre spécial
du service.

L'examen de ces malades a été pratiqué suivant une méthode uniforme. Nous nous sommes préoccupé surtout de
bien établir nettement les troubles auditifs accusés par le
malade et de localiser autant que possible la lésion auriculaire.

L'acuité auditive a été examinée avant et après la ponction,
dans le même local, par la même personne, et en se servant
des mêmes moyens c'est-à-dire en prononçant des chiffres à
voix chuchotée et à voix haute émise aussitôt après une
expiration.

Nous avons adopté comme épreuves du diapason, le Weber,
le Rinn et le Schwabach — faites avant et après la ponction.
La mobilité des osselets a été vérifiée au speculum de Siegle
et les trompes soumises à la douche d'air.

Le vertige voltaïque a été recherché systématiquement sur tous nos malades, et ses modifications·avant et après la rachicentèse soigneusement notées.

L'immense majorité des malades dont nous allons relater les observations, pour ne pas dire la presque totalité, sont venus consulter à la Pitié, après avoir vu nombre de spécialistes et subi pendant longtemps des traitements variés dans les cliniques et les hôpitaux. Ce n'est donc que découragés, pour la plupart d'entre eux, par les médications antérieures qu'ils se sont soumis à la ponction lombaire. Nos diagnostics ont donc ainsi été contrôlés et nous avons été, par là même, dispensés d'employer chez nos malades les méthodes ordinaires pour recourir directement à sa soustraction du liquide céphalo-rachidien.

Pour faciliter notre étude, nous avons classé nos observations en trois grandes catégories suivant le siège que nous nous sommes efforcés de déterminer autant que possible de la lésion auriculaire et sa nature.

Ce sont : 1° les labyrinthiques purs.

2° les otites cicatricielles.

3° les otites sèches ou sclérose de l'oreille.

Nous avons rangé parmi les labyrinthiques purs les malades qui nous ont présenté des signes aussi nets que nous avons pu l'établir, de labyrinthite ou de labyrinthisme, en dehors de toute espèce de lésion de l'oreille moyenne absolument intacte, et chez lesquels il nous a semblé que l'oreille interne était primitivement et uniquement en cause.

Dans la catégorie des otites cicatricielles, nous avons compris tous les troubles auditifs en rapport de causalité ou de co-existence avec d'anciennes lésions suppuratives de l'oreille moyenne mais nous avons rigoureusement rejeté toute suppuration actuelle.

Enfin dans le troisième groupe nous avons réuni tous les cas que l'on désigne communément sous le nom de sclérose de l'oreille. Que nous considérions cette affection comme une trophonévrose, dont les effets se font sentir également et simultanément sur toutes les parties de l'appareil auditif, ou comme un processus scléreux, envahissant progressivement l'oreille moyenne et le labyrinthe, l'otite sèche donne lieu à une série de troubles auriculaires qui se résument en surdité, bourdonnements et vertiges. Nous savons sans doute que les bourdonnements trahissent plus particulièrement une irritation du limaçon et les vertiges des canaux semi-circulaires mais néanmoins, pour mettre certains faits en lumière, nous avons été obligé d'adopter dans l'étude de tous ces cas de sclérose une subdivision basée sur la prédominance de certains symptômes, plutôt que sur des données anatomiques. — Nous avons été ainsi amené à faire trois classes d'otites sèches.

1° Celles qui s'accompagnent nettement de phénomènes de labyrinthisme, avec bourdonnements, bruits subjectifs et vestiges, réalisant ainsi plus ou moins le syndrôme de Ménière.

2° Celles qui présentent des bourdonnements et des bruits subjectifs mais sans vertiges.

3° Celles chez lesquelles on ne trouve aucun signe d'irritation de l'oreille interne et qui ont de la surdité sans bourdonnements ni vertiges.

OBSERVATIONS

OBSERVATIONS I.

Affections pures du labyrinthe.

8 OBSERVATIONS.
2 *Insuccès.*
2 *Succès partiels.*
4 *Succès total.*

M. Legr..., 63 ans.

En 1897, fit une chute de cheval à la suite de laquelle il resta longtemps sans connaissance et qui nécessita un long séjour à l'hôpital ; étant en convalescence à Vincennes, un matin fut pris d'une violente céphalalgie avec bourdonnement dans toute la tête; étant sorti dehors, eut un brusque vertige, tomba.

L'accès passé, il se retrouva dans un état nauséeux, entendant un bourdonnement perpétuel dans la tête et un bruit très aigu (sifflet locomotive) dans l'oreille droite. Les vertiges reparurent par accès avec chute du côté droit. Ces accès devinrent de plus en plus fréquents, l'audition baisse, le malade déclare que l'audition baisse quand les bourdonnements augmentent et revient après le vertige.

Depuis deux ans, des accès de vertige avec chute et vomissement reviennent jusqu'à 5 fois dans la journée, en dehors d'eux, le
malade se sent déséquilibré, n'ose marcher, ni faire un mouvement de peur de tomber, il entend .très mal et est obsédé par les
bourdonnements et les sifflements qu'il entend dans son oreille
droite. Il consulte à différentes cliniques, à St-Antoine notamment où on lui donne de la quinine, de la pilocarpine, sans le
moindre résultat, la position couchée semble exaspérer les symptômes. Incapable de .tout travail et presque de mouvement, le
malade est obnubilé et misérable.

Jamais de suppuration des oreilles ; avant le premier accès entendait parfaitement.

Actuellement entend la voix chuchotée des deux oreilles de 0,30
à 0, 40 centim. avec une zone douteuse d'environ 1 mètre.

Le sifflet de Galton n'est pas du tout perçu, il y a des moments
où le malade est complètement sourd.

Examen, tympans normaux, mobilité normale, hyperthémie de
la membrane de Schrapnel et du manche du marteau, surtout à
droite, trompes libres, la douche d'air gêne beaucoup le malade.

Weber latéralise à gauche.

Schwabach diminue surtout à droite.

Rinn + des 2 côtés.

Vertige voltaïque, rotation unilatérale à droite.

Ponction de 12 cc. le 26 mai 1903 ; aussitôt après, vertige voltaïque redevient normal.

28 *mai*. — Bourdonnements beaucoup diminués d'intensité et
devenus intermittents, pas eu de vertiges et l'audition paraît
meilleure.

$$\text{OD} - 1 \text{ m. } 50 \qquad \text{OG} - 0;40 \text{ centim.}$$

.. Le 2 *juin*.. — Plus de sifflements ni de bourdonnements, ni de
vertiges.

Audition, 1 m. 50 des 2 côtés, voix chuchotée.

Sifflet de Galton perçu.

Le Weber n'est plus latéralisé.

Revu fin *juillet*. — L'audition est normale.

Voix chuchotée 3 m. des 2 côtés, plus de bourdonnements, ni
bruits, ni vertiges.

Revu le 16 *novembre*. — Plus de 6 mois après, amélioration entièrement maintenue,

OBSERVATION II

Mme Anna Gils..., 57 ans.

A 18 ans a eu des fièvres intermittentes et actuellement conserve de l'hypertrophie douloureuse du foie et de la rate. A eu plusieurs enfants dont 1 seul est vivant et bien portant, 1 étant venu à 5 mois, un autre mort né et trois fausses couches entre 3 et 4 mois. En janvier 1902, à la suite de gros surmenage elle est prise brusquement de troubles parétiques des muscles de la face, de la jambe et du bras du côté droit. Quelques mois après est prise de douleurs dans la partie postérieure de la tête avec sensations vertigineuses et enfin affaiblissement de l'ouïe du côté gauche.

12 *novembre* 1902. — Céphalée intense, bourdonnements et sifflements continuels à gauche, diminution notable de l'audition de ce côté. Vertiges à l'occasion du moindre mouvement. La malade est sombre et taciturne.

Cytodiagnostic négatif.

La pupille gauche est en myosis bien accentué, pas de signe d'Argyll Robertson.

Réflexes rotuliens et achilléens très forts à droite.

Réflexes rotuliens et achilléens faibles ou abolis à gauche.

Pas de mouvement associé.

Weber latéralisé à droite.

Rinn + des deux côtés.

Schwabach normal à droite.

Légèrement diminué à gauche.

Voix chuchotée OD — 3 mètres.

OG — 0, 40 centimètres.

Sifflet de Galton non perçu à gauche.

Tympans OD — normal, aspect et mobilité.

OG — mobilité normale, hyperhémie ou tympan.

Les trompes sont perméables.

Ponctionnée le 14 novembre 1902 de 15 cc. liquide coule en jet.

La malade est très gênée par la ponction.

Le 17 *novembre*. — Tellement incommodée qu'on ne peut se rendre compte des résultats.

Le 20 *novembre*. — Les bourdonnements ont beaucoup diminué ; plus de sifflements, peut marcher sans vertiges, audition paraît améliorée.

Le Weber n'est plus latéralisé.

Le 25 *novembre*. — La malade se déclare transformée, est gaie, alerte, plus de vertiges, plus de sifflements, bourdements très diminués.

Voix chuchotée OG — 1 m. 50.

Revue le 23 *décembre*, 13 *janvier* et 10 *février* et en *juin*.

L'audition et toutes les améliorations se sont maintenues. Vertiges et sifflement disparus. Weber indifférent.

Sifflet de Galton perçu.

Bourdonnements sont très diminués et intermittents.

OBSERVATION III.

M. Prada, 53 ans.

Au mois de mai 1902, le malade, jusque là bien portant en se baissant est pris d'un vertige subit, tombe et garde le lit pendant un mois. A chaque fois qu'il voulait se relever il était repris de vertiges. Depuis ce temps a des vertiges continuels, la fatigue, le bruit, les mouvements brusques lui donnent des étourdissements qui lui font perdre l'équilibre. Il ne peut monter les escaliers. Bourdonnements continuels dans les deux oreilles qui s'exaspèrent au moment du vertige. Pas de nausées. Audition peu modifiée.

Examen. — Tympans d'apparence normale.

Weber, indifférent.

Rinn des + 2 côtés.

Schwaback normal.

Vertige voltaïque très résistant.

Voix chuchotée perçue à 2 m 50 des deux côtés.

Le 3 *juin*, ponction de 15 cc. hypertension du liquide qui sort en jet.

Vertige voltaïque normal.

Le 6 *juin*. — Grande amélioration des bourdonnements.

Le 12 *juin*. — Véritable transformation du malade, plus de bourdonnements, plus de vertiges. Audition encore meilleure.

Voix chuchotée perçue à 3 m. 50.

Le malade veut reprendre son travail qu'il a quitté depuis un an.

Reçu, fin *juillet,* une lettre constatant la persistance de l'amélioration.

OBSERVATION IV.

M. Maug..., 57 ans.

Pris brusquement, il y a 8 jours, de violents maux de tête avec bourdonnements dans l'oreille droite. Nausées, vertiges, et chute du côté droit.

Examen le 6 *avril* 1903. Diminution notable de l'audition à droite.

Voix chuchotée OG — 4 m.]
OD — 2 m 50.

Weber latéralisé à droite.

Rinn + des deux côtés.

Schwabach diminue à droite.

Trompes perméables. La douche d'air exaspère les bourdonnements et donne immédiatement un accès de vertiges.

Tympans : aspect normal et mobilité normale à gauche.

A droite hyperhémie, mobilité normale.

Vertige voltaïque prédominant à droite.

Ponction de 12 cent. le 7 avril.

Le 8 *avril*. — Les bourdonnements ont diminué et le malade dit mieux entendre.

Le 12 *avril*. — Plus du tout de bourdonnements, pas eu de vertiges depuis la ponction.

Sensation d'allègement. Audition redevenue ce qu'elle était avant la maladie.
OG — 4 m.
OD — 3 m 50...

Le Weber n'est plus latéralisée.

Revue fin de *mai*. L'amélioration est tout entière maintenue.

OBSERVATION V

M. Guilb..., 61 ans.

Il y a 20 ans fut pris brusquement d'un vertige avec chute, sifflement dans les oreilles à la suite duquel l'audition baissa sensiblement.

Depuis eut encore quelques accès semblables, qui chacun laissa après lui une surdité plus prononcée. Enfin depuis janvier 1902, ces bourdonnements sont continuels ainsi que les sifflements, l'audition brusquement est devenue nulle, et des vertiges avec chute, nausées et vomissement surviennent à l'occasion de tout mouvement brusque ; la promenade est impossible.

Examen du 15 *septembre* 1903. Soigné aux sourds-muets pendant longtemps sans résultat.

Tympans enfoncés mais osselets mobiles.

Trompes libres.

Audition presque nulle.

Diapason à peine perçu, par la voie aérienne et pas du tout voie crânienne.

Ponction de 12 cent. c.

Revu le 22 *septembre*. — Ces bourdonnements sont moins forts, et devenus intermittents, pas de vertiges.

Le malade écrit le 16 *novembre*, dit qu'il n'a pas eu un seul vertige depuis la ponction, il peut se rendre à son bureau et travailler ; ces bourdonnements non disparus mais très améliorés. Il prétend mieux entendre, car il perçoit quelques bruits familiers, qu'il n'entendait plus.

OBSERVATION VI

M. Vinc..., 58 ans.

Il y a quelques années fut très malade de l'influenza ; au cours de cette maladie fut pris de vertiges et de bruits dans les oreilles avec etat nauséeux et brusquement d'une diminution notable de l'audition du côté gauche seulement. Depuis ce temps, a des bourdonnements continuels dans la tête et des bruits musicaux dans la gauche de temps à autre des vertiges brusques avec chute du côté gauche, pas de vomissements. Depuis, deux mois les vertiges ont beaucoup augmenté de fréquence et surviennent à chaque mouvement un peu vif, à la suite de perceptions lumineuses trop brusques.

Examen du 5 *septembre* 1903.

Tympans normaux des deux côtés osselets mobiles des deux côtés.

Léger catarrhe des trompes.

Weber à droite.

Rinn + des deux côtés.

Schwabach normal à droite, diminué à gauche. Audition normale à droite voix chuchotée 3 m.

OG. — Voix chuchotée 0,05 centim.

Voix haute 0,80, zone douteuse étendue.

Ponction 12 cent. le 6 septembre 1903.

Très gêné par la ponction.

18 septembre. — Vertiges disparus bourdonnements améliorées, audition. OG voix chuchotée — 0,20 cent. c.

voix haute — 2 mètres.

Vu le 9 *octobre* et le 17 *octobre*. — Les vertiges n'ont pas reparu du tout, les bourdonnements sont très diminués et l'audition est meilleure.

Frost. — Envoyé par le Dr Menière avec le diagnostic de vertige de Ménière, subit deux ponctions, améliorations des vertiges passagère.

D'Aimé. — Surdité labyrinthique avec syndrome de Mémière, Une seule ponction résultat peu appréciable.

Observation VII

Otites cicatricielles

22 observations
14 Succès
8 Insuccès

Mme Bair... âgée de 39 ans, entre à la Pitié le 5 mars 1903.

En *mars* 1896, otite moyenne aiguë suppurée de l'oreille gauche, en juillet le Dr Luc fait une paracentèse. l'écoulement purulent dure jusqu'en octobre. A cette époque, la malade est prise de troubles cérébraux accompagnés de fièvre durant une période de 15 jours.

En *janvier* 97, la malade a repris toutes ses occupations. L'écoulement de l'oreille gauche est complètement tari, mais elle est sourde de cette oreille. Quelque temps après, apparaissent des des bourdonnements dans les deux oreilles, qui, parfois du côté gauche, deviennent très intenses, prennent un timbre aigu et provoquent un vertige avec chute du même côté, état nauséeux et certaines fois perte de connaissance Jusqu'en octobre 1902 la malade reste à peu près dans le même état; — à partir de ce moment les troubles s'accentuent, les bourdonnements augmentent, les vertiges sont de plus en plus fréquents et l'intelligence s'obnubile.

Le 6 *mars*, entrée à l'hôpital de la malade adressée par un médecin de la ville, comme atteinte [d'un affaiblissement intellectuel paraissant incurable. Elle est en effet hébétée, abrutie ; elle ne délire pas, mais elle est indifférente à ce qui se passe autour d'elle, répond péniblement aux questions simples qu'on lui pose et ne renseigne aucunement sur son passé.

Examen des oreilles. — Des 2 côtés, catarrhe chronique de la caisse et des trompes, ainsi que du pharynx. Ce bourrelet tubaire est rouge et hypertrophié.

OB. — Le tympan est aminci dans la partie antéro-inférieure

adhérence du manche du marteau au promontoir, rougeur de la partie supérieure du tympan.

OD. — Rougeur du manche, enfoncement.

Voix chuchotée OD — 1 m. 10 OG — 0.

La voix forte n'est même pas perçue à gauche.

Weber nettement latéralisé à droite.

Les autres épreuves sont impossibles à prendre.

Vertige voltaïque. — Grande résistance, la tête se porte en arrière.

Le 11 *mars* 1903. — On pratique la rachicentèse et on retire 10 cc. de liquide. Il n'y a pas de lymphocytose.

Aussitôt après la résistance au vertige voltaïque et considérablement diminuée et légère rotation à gauche.

Le 12 *mars* 1903. — Est assez gênée par la ponction, la malade déclare être dans le même etat, elle n'entend pas mieux, mais les bourdonnements sont moins forts et n'a plus eu du tout de vertiges.

Le 24 *mars* 1903. — Les bourdonnements se sont atténués, l'audition ne s'est pas améliorée. La malade est moins hébétée et ne souffre plus de la tête.

Le 31 *mars*. — L'état mental est sensiblement meilleur.

14 *avril*. — L'amélioration s'est notablement accentuée.

Les bourdonnements ont complètement disparus depuis une semaine. A droite la voix chuchotée est perçue à 4 m. A gauche la malade entend la voix haute.

Le Weber est maintenant latéralisé à gauche.

Le Rinn est positif seulement pour les sons aigus.

Le Schwaback légèrement prolongé à gauche.

L'intelligence est normale et la malade expose avec précision l'histoire de sa maladie depuis le début.

Le 21 *avril*. — Progrès sensible, la voix chuchotée est entendue de l'OD à 2 mètres. Les vertiges n'ont pas reparu.

Le vertige voltaïque prédomine à gauche.

Le 30 *octobre* les bourdonnements et les vertiges n'ont pas reparu depuis le mois de mars et la voix chuchotée est entendue à 2 m. 50 des 2 côtés.

Observation VIII

M. Oliv,, 37 ans, vient consulter le 15 février 1903. Il y a six ans il eut une otite moyenne aigu du côté droit qui donna lieu à une otorrhée pendant six mois. Il dut subir à ce moment l'évidement pétro-mastoïdien pratiqué par le Dr Schwartz.

Depuis ce temps le malade n'entend presque plus du côté droit et a des bourdonnements. Depuis environ trois semaines, les bour-donnements ont beaucoup augmenté d'intensité, sont devenus beaucoup plus aigus et des vertiges sont apparus. Le malade se sent la tête lourde et est inapte au travail.

Examen. — L'oreille gauche est normale.

Entend la voix chuchotée à 4 mètres.

CD. — L'épidermisation n'est encore pas complète, il y a quelques fongosités avec un léger suintement on ne trouve pas de point osseux dénudé.

La voix chuchotée est entendue à 0,10 centtm.

Weber, latéralisé à droite.

Rinn, négatif.

Schwabach; prolongé.

Vertige voltaïque très résistant, projection de la tête en arrière.

Le 18 *février.* — Ponction lombaire de 10 cc, pas de lymphocytose, aussitôt après, le vertige est plus facile, l'inclination latérale se fait des 2 côtés, mais plus facilement à gauche.

Le 23 *février.* — La ponction a provoqué chez le malade de la céphalalgie et des nausées, mais les bourdonnements ont disparu ainsi que les vertiges et le malade prétend mieux entendre de l'o-reille droite.

Le Weber et le Rinn n'ont pas changé, le Schwabach n'est plus prolongé.

Le 24 *mars.* — Bourdonnements et vertiges n'ont pas reparu. L'audition s'est améliorée.

OG entend la voix chuchotée à 1 m. et le malade se sent la tête dégagée.

Le 2 *avril* revu, amélioration maintenue.

Revu le 28 *novembre.* — L'amélioration s'est entièrement main-tenue.

Observation IX.

M. Hern..., 47 ans.

Il y a 20 ans, otorrhée du côté gauche et au côté droit, depuis ce temps écoulement intermittent. Affaiblissement progressif de l'ouïe depuis quelques années. Actuellement bourdonnements et surtout étourdissements, sensations vertigineuses depuis 6 mois à la démarche d'un homme ivre.

Examen. — OG. — Perforation du tympan dont les restes sont adhérents à la caisse. Pas de pus.

OD. — Tympan épaissi enfoncé.

Ankylose des osselets.

Weber latéralisé à gauche.

Schwabach prolongé à gauche.

—   normal à droite.

Rinn, des deux côtés.

Vertige voltaïque résistant unilatéral à droite.

Audition. — OG. — Voix chuchotée tout contre.

OD. — Voix chuchotée, 1 m. 75.

6 *juin*. Ponction de 10 cc. vers 10 heures du matin, très-gêné jusque vers 3 heures après-midi, puis déclare mieux entendre et plus de bourdonnements à droite.

Vertige voltaïque bilatéral.

9*juin*. — Plus de bourdonnements à droite, encore un peu à gauche ; mais pas de vertiges, audition très améliorée.

Le 16 *juin*. — Amélioration persistante.

Le 23 *juin*. — L'audition ne s'est pas maintenue, est revenue à ce qu'elle était avant la ponction, mais les vertiges ont disparu complètement, le malade se sent allégé, les bourdonnements ont disparu à droite et beaucoup diminué à gauche.

Observation X.

Mlle Piault, 26 ans.

Prise, il y a huit ans d'otite moyenne suppurée à droite. Depuis ce temps, écoulement intermittent et affaiblissement progressif de l'ouïe de ce côté.

Il y a deux ans, otite moyenne suppurée à gauche.

Actuellement, plus de suppuration : affaiblissement de l'ouïe des deux côtés et depuis quelques mois bourdonnements continuels des deux côtés, jour et nuit. La malade en outre, est très gênée par une sensation de pesanteur dans la tête.

Examen. — OD. — Perforation du tympan.

      OG. — Enfoncement du tympan qui est épaissi.

Cavum libre, pharynx sain.

Trompes libres et perméables.

Weber latéralisé à droite.

OD. — Rinn +

    Schwabach très diminué.

OG. — Rinn +

    Schwabach prolongé.

Audition. — Voix chuchotée OD — tout contre.

            OG — 0,40 cc.

    Voix haute   OD — 0,70 cc.

            OG — 3 m.

Vertige voltaïque très résistant, pas de rotation.

12 *juillet.* — Ponction de 10 cc., aussitôt au vertige voltaïque, rotation bilatérale.

22 *juillet.* — Aucun changement dans l'état de la malade.

27 *juillet.* — La malade dit mieux entendre, les bruits subjectifs ont changé de nature et sont séparés par de longs intervalles de calme.

On pratique une nouvelle ponction de 10 cc.

Revue en *août.* — Les bourdonnements ont complètement disparu mais l'audition n'a pas changé.

OBSERVATION XI.

Mme Amélie Post..., 32 ans.

Il y a 10 ans, reçut une gifle sur l'oreille gauche, otorrhagie à la suite, othorrhée, puis l'autre oreille se mit à couler. Guérison puis surdité progressive de l'oreille droite. Depuis 3 ans la surdité a beaucoup augmenté et l'oreille gauche baisse, des bourdonnements sont apparus et sont continuels dans l'oreille gauche.

Examen. — A gauche, otite cicatricielle.

Le tympan très enfoncé, épaissi, brides adhérentes.

A droite, tympan enfoncé, et osselets encore mobiles.

Trompes libres et perméables.

Weber latéralisé à droite.

Schwabach très diminué à gauche.

Diapason, non perçu par l'air libre.

Rinn, + à droite.

Vertige voltaïque presque exclusivement à droite.

Audition nulle à gauche.

Voix chuchotée 1 m. 50 à droite.

Ponctionnée de 12 cc., le 5 mars 1903.

Revue le 19 *mai*. — La malade est notablement améliorée, éprouve une sensation d'allégement, se sent la tête dégagée et n'a plus du tout de bourdonnements, ce qui, d'après elle, lui permet de mieux entendre,

28 *novembre*. — L'amélioration s'est maintenue.

OBSERVATION XII.

M. Francis Pia..., 14 ans.

Le malade a eu des suppurations de l'oreille des deux côtés à plusieurs reprises, l'audition a beaucoup diminué surtout à droite et depuis quelque temps des bourdonnements sont apparus surtout à droite.

Examen. — Les deux tympans sont perforés mais pas de suppuration actuelle.

Weber, latéralisé à gauche.

Schwabach, normal à gauche.

Rinn, + plns à droite.

‿ — à gauche.

Léger catharre des trompes, hypertrophie des cornets.

Vertige voltaïque unilatéral et résistant.

Le 15 *juin.* — Ponction de 8 cc.

Aussitôt après le vertige voltaïque redevient normal.

Le 16 *juin.* — Les bourdonnements ont disparu.

Le Weber n'est plus latéralisé et le Schwabach est redevenu normal à droite.

Le 7 *juillet.* — Toujours plus de bourdonnements.

Le 15 *juillel.* — Les bourdonnements n'ont pas reparu, mais l'audition n'est vraiment pas améliorée.

OBSERVATION XIII

Mme Rigoll..., 35 ans.

Otorrhée des deux côtés à répétition, actuellement tarie. Depuis 7 mois souffre de bourdonnements et sifflements dans les deux oreilles. A eu des vertiges, mais depuis 1 mois n'en a plus, l'audition est très affaiblie. Voix chuchotée des deux côtés à 0, 30 cc.

Examen. — Destruction étendue des deux tympans.

Weber lat. à gauche.

Rinn des deux côtés.

Schwabach très prolongés.

Vertige voltaïque. Rotation unilatérale.

Ponction de 10 cc. le 1er juin, aussitôt après, la rotation devient bilatérale.

Revue le 10 *juin.* — Les bourdonnements ont disparu du côté droit depuis hier, et ils sont moins forts à gauche.

Le 16 *juin*. — L'audition semble améliorée.

Voix chuchotée perçue à 0, 60 cc.

Les bourdonnements ont complètement [disparu des deux côtés.

Revue fin *juillet*. — L'amélioration persiste.

OBSERVATION XIV

M. Tet...,

Suppurations anciennes des deux oreilles ; depuis deux ans, a de la surdité progressive. et depuis 1 mois des bourdonnements intenses et continuels.

Examen. — Otite adhésive des deux côtés.

Weber latéralisé à droite. Rin   des deux côtés.

Schwabach très prolongé des deux côtés. Audition très diminuéé.

Ponction le 6 mai de 10 cc. Le malade est très gêné pendant 8 jours, le 14 mai, les bourdonnements ont presque complètement disparu. Revu fin mai, les bourdonnements sont très améliorés, ils sont devenus intermittents et beaucoup moins forts.

OBSERVATION XV.

M. Vosd..., 40 ans.

Sourd de l'oreille droite depuis l'enfance à la suite d'une otorrhée contractée pendant une rougeole, et qui dura avec de longues intermittences pendant plus de 20 ans. Depuis quelques années, bourdonnements continuels dans O D et [sensations de vertige qui lui donnent l'air hébété.

Examen O D. — Traces d'ancienne suppuration de l'attique avec débris du tympan et manche du marteau, adhérents à la caisse.

O G. — Aspect normal, mobilité normale, audition normale.

Trompes libres et perméables.

Weber lat   à gauche.

Rinn + à gauche, à droite.]
Schwabach très diminué à droite.
Vertige voltaïque, très résistant, et rotation unilatérale â gauche.
Le 16 *juin*. — Ponction de 12 cc.
Aussitôt après, vertige voltaïque, rotation se fait à droite.
Le 19 *juin*. — Plus de bourdonnements, se sent allégé, se trouve la tête dégagée, n'a pas eu de vertiges.
Le 22 *juin*. — Le malade n'a plus l'air hébété, et n'a plus eu ni bourdonnements, ni vertiges.
Le 25 *juin*. — Les bourdonnements ont reparu, nouvelle ponction de 10 cc.
Revu le 20 *juillet*. — Depuis la nouvelle ponction, n'a plus eu de bourdonnements, n'a pas eu de vertiges depuis la première ponction, et insiste sur la sensation d'allègement qu'il éprouve.
L'audition n'a subi aucune modification.

OBSERVATION XVI

Mr Gob..., Valentin 18 ans.
Rhinite atrophique et ozène depuis l'enfance otorrhée des 2 côtés actuellement tarie à la suite desquelles il eut un affaiblissement progressif de l'ouïe, depuis deux ans bourdonnements intenses et continuels avec sifflements dans les deux oreilles.
Examen le 28 juillet.
Destruction du tympan et des osselets des 2 côtés.
Audition presque nulle.
Weber indifférent.
Rinn. des deux côtés.
Schwabach très prolongé.
Vertige voltaïque résistant et rotation unilatérale à droite.
Ponction de 10 c c. le 7 août la rotation devient bilatérale.
Le 16 *août*. — Plus de bourdonnements ni de sifflements.
Revu le 6 *novembre*. — Amélioration maintenue mais l'audition n'a pas été influencée.
Revu 21 *novembre*. — L'amélioration persiste.

OBSERVATION XVII

Mr Jules Bon. — 35 ans.

A eu des suppurations des deux oreilles à diverses reprises. Depuis 6 mois il se plaint d'une céphalée très intense et d'un affaiblissement rapide de l'ouïe marqué surtout à droite. Ni bourdonnements, ni vertiges.

Examen. — Tympans cicatriciels avec brides et adhérences Trompes libres

Weber latéralisé à droite.

Schwabach très diminué surtout à droite.

Rinn + des deux côtés.

Voix chuchotée O D. — 0, 50 c c.

             O C. — 0, 60

Vertige voltaïque très résistant et rotation seulement à gauche.

19 *mai.* — Ponction de 10 c c.; aussitôt vertige voltaïque redevient normal.

Le 21 *mai.* — Guéri de la ponction, le malade dit beauconp mieux entendre.

Le 26 *mai.* — Amélioration étonnante de l'ouïe.

La voix chuchotée est nettement perçue à 2^m des deux côtés et et entre 2^m et 3^m est une zone douteuse.

La céphalée a complètement disparu.

Le Weber est toujours latéralisé à droite mais le Schwabach est devenu normal.

OBSERVATION XVIII

Mme Pellutier, 42 ans.

A eu des suppurations de l'oreille des deux côtés tari depuis longtemps. Il y a 4 ans l'audition a rapidement diminué des deux

côté, puis sont apparus par accès des bordonnements et des sifflements qui en s'exaspérant produisaient du vertige. Depuis quelque temps ces bruits sont continuels ainsi que les vertiges.

Examen. — OG a subi l'extration des osselets.

OD tympan retracté, adhérences, ankylose des osse
lets.

L'audition est presque nulle.

Weber est indifférent.

Rinn des deux côtés est négatif.

Schwabach lig. diminué.

Soigné sans succès par diverses méthodes notamment par le
sérum de Trunecek.

3 *juillet*. — Ponction de 12 cc.

Revue le 17 *juillet*. — Prétend mieux entendre.

Ces bourdonnements persistent, mais la malade n'a plus du tout
de vertiges, ni de lourdeur de tête.

Revue le 8 *septembre*. — Les vertiges n'avaient pas reparu, nouvelle ponction de 10 cc.

Revue fin *septembre*. — Les vertiges n'ont pas reparu.

Ces bourdonnements ont diminué progressivement et sont maintenant disparus.

OBSERVATION XIX

M. Cad..., 48 ans.

Il y a douze ans eut une otite moyenne aiguë suppuree de l'O
droite, l'otorrhée dura longtemps puis guérit. Il y a 7 ans fut
pris de bourdonnements et de bruits aigus dans l'OD en même
temps apparurent des vertiges brusques avec chute et nausées.
En 1898 le 3 mars dans le but de supprimer ces vertiges, subit
l'extraction des osselets sans le moindre résultat. Les vertiges
deviennent tellement insupportables qu'en février 1899 on tente la
section du sympathique cervical sans résultat.

Examen le 10 *juillet* 1903. — OG normale aspect mobilité, audition.

OD a subi l'extraction des osselets aucune suppuration.

Audition. — Voix chuchotée OD 0,05 centimètres.

— haute 0 m. 25.

Weber latéralisé à droite.

Rinn à droite positif.

Schwabach prolongé à droite.

Ponction de 12 cc.

Le malade n'éprouve aucune gêne, accuse simplement une hyper-sécrétion nasale considérable.

Le 19 *juillet*. — Bourdonnements peu améliorés et vertiges peu modifiés, nouvelle ponction de 10 cc.

Le malade est très gêné par la ponction.

Le 26 *juillet*. — N'a plus du tout de bourdonnements ni de bruits ; les vertiges n'ont pas reparu et la sensation vertigineuse a complètement disparu. L'audition est également améliorée.

Voix chuchotée, 0,80 centimètres.

Haute, 2 m. 50.

Le malade se déclare transformé.

Revu le 15 *août*. — L'amélioration a persisté.

Nous publions également pour mémoire les 8 cas suivants dans lesquels aucune amélioration n'a été relevée.

Berth. — Otites cicatricielles, surdité bilatérale avec bourdonnements.

Subit 3 ponctions, amélioration passagère de l'audition, les bourdonnements n'ont pas été influencés.

Baill. — Otites cicatricielles, une seule ponction, pas gêné du tout, bourdonnements disparus subitement pendant 8 jours, revenus ensuite, audition non améliorée.

Léveil. — Anciennes suppurations de l'attique, subit 2 ponctions bourdonnements et audition sans aucun changement.

Fruit. — Anciennes lésions suppurées de l'oreille moyenne, une ponction, aucun résultat.

Lego. — Otites cicatricielles. Surdité bilatérale sans bourdonnements, une ponction, l'ouïe n'est pas améliorée.

Lagot. — Otite cicatricielle. Surdité unilatérale avec bourdonnements, 2 ponctions sans changement d'état.

Birich. — Sclérose bilatérale avec lésions anciennement suppurées des 2 oreilles moyennes, 2 ponctions sans changement notable, des bourdonnements, amélioration passagère de l'ouïe.

Smb. — Otite cicatricielle unilatérale avec surdité, vertiges et bourdonnements, 1 ponction, aucune amélioration.

OBSERVATION XX.

Otites séches

SCLÉROSE DE L'OREILLE.

I. — LABYRINTHISME

16 *cas*
9 *succès*
7 *insuccès*

Mlle Léontine Prév... 35 ans.

Ancienne otorrhée des 2 côtés actuellement tarie. Début remontant à l'enfance.

L'audition a baissé progressivement.

Depuis le mois de février, a des bourdonnements continuels dans les deux oreilles et éprouve des vertiges avec nausées et inclination à gauche.

Examen le 4 *juin* 1902.

OP. — Perforation sèche du tympan.

OG. — Tympan détruit dans sa partie inférieure, manche du marteau collé au promontoire, rougeur de la membrane de Schrapnells.

Audition presque nulle des 2 côtés.

Weber indifférent.

Rinn des 2 côtés, négatif.

Scwabach normal.

Vertige voltaïque normal avec rotation moins facile à gauche.
Ponction le 6 juin de 12 centimètres.

Le 8 *juin*. — Les bourdonnements sont moins forts et intermittents. Hypersécrétion nasale considérable.

Le 10 *juin*. — Plus de bourdonnements. Les vertiges n'ont pas reparu, l'audition semble améliorée.

Le 12 *juin*. — Des bourdonnements ont reparu.

Le 15 *juin*. — Plus de bourdonnements.

Le 23 *juin*. — Les bourdonnements ont disparu.

Revue le 30 *juin* et le 19 *juillet*. — Les vertiges et les bourdonnements n'avaient pas reparu.

OBSERVATION XXI

Mme Lafornéch..., 30 ans.

Surdité de l'oreille droite très ancienne. Depuis 18 mois la gauche devient progressivement très mauvaise, elle a des bourdonnements et des sifflements continuels prédominants à gauche. Plusieurs fois par jour elle a des vertiges, ces bruits subjectifs s'exaspèrent, elle a un éblouissement elle se sent tomber, obligée de s'accrocher à un meuble pour ne pas tomber ; nausées, souvent vomisssement.

Examen le 13 *Mars* 1903.

Tympans rétractés osselets peu mobiles trompes perméables
Weber. ?

Rinn — + à gauche.

    —   douteux à droite.

Schvabach diminué des deux côtés surtout à droite.

Audition. Voix chuchotée. OG. 2 mètres.

        —   OD. tout contre.

Sifflet de Galton non perçu.

Vertige voltaïque énorme résistance, rotation unilatéral à droite.
Ponction le 13 *Mars* 1903, 12 cc.

Aussitôt résistance au vertige très diminuée rotation, bilatérale mais prédomine toujours à droite.

23 *Mars* n'a plus eu de vertiges et bourdonnements diminués.

28 *Mars*, plus de bourdonnements, plus de vertiges, audition n'a pas changé sensation d'allégement, de délivrance.

9 *avril.* — Amélioration maintenue, reprend son travail.

Revue le 18 *Mai.* — Amélioration entièrement maintenue.

Observation XXII

M. Gaub..., 33 ans.

Réformé en 1899 du service militaire pour surdité. Le début remonte à 1892. évolution lente et progressive. il y a a deux ans sont apparus des bourdonnements et des sifflements dans les deux oreilles qui maintenant sont continuels, depuis ce temps des vertiges, qui prennent brusquement et l'obligent à se retenir et à s'appuyer aux meubles pour ne pas tomber; pas de nausées. Soigné par différents procédés sans résultat.

Examen le 1er *juillet* 1903.

Tympans enfoncés et épaissis, osselets peu mobiles, trompes très libres.

Weber, indifférent.

Rinn + des deux côtés.

Schvabach diminué des deux côtés.

Audition voix chuchotée. tout contre.

      — haute   0,25 centimètre.

Ponction de 12 cc. la résistance au vertige voltaïque diminue aussitôt après.

Le 6 *juillet* n'a pas été gêné du tout par la ponction, mais les bourdonnements lui semblent plus forts, n'a pas eu de vertiges. L'audition semble meilleure.

Le 13 *juillet.* Prétend mieux entendre, les bourdonnements sont très diminués plus de sifflements; les vertiges n'ont plus reparu.

Le 21 *juillet.* Bourdonnements très améliorés surtout à gauche. Les vertiges n'ont pas reparu. L'audition est redevenue ce qu'elle était avant la ponction.

Revu le 30 *octobre*. Les bourdonnements existent encore mais vraiment très diminués, plus de sifflements et jamais de vertiges depuis la ponction.

OBSERVATION XXII

M. Arthem..., 35 ans.

Sclérose bilatéale, évolution rapide et progressive début 6 ans. Depuis 1 an sont apparus des bourdonnements et des bruits qui maintenant sont continuels et dans les deux oreilles. Parfois le bruit revient plus aigu s'exaspère et produit un vertige avec chute et quelquefois perte de connaissance, jamais de nausées.

Examen le 1ᵉʳ *septembre* 1903.

Tympans d'apparence normale, trompes très libres.

Voix chuchotée rien.

— haute 0,80 centimètres.

Weber indifférent.

Schwabach notablement diminué des deux côtés.

Rinn + des deux côtés.

Ponction lombaire de 10 cc.

4 *septembre*, très peu gêné, n'a plus du tout de bourdements, ni de vertiges ; l'audition ne s'est pas améliorée.

8 *septembre*. Plus de bourdonnements ni de vertiges.

20 *septembre*. Bourdonnements et vertiges n'ont pas reparu.

OBSERVATION XXIV

M. Theven.... 36.

Sclérose progressive des deux oreilles surtout à droite. Depuis trois ans bourdonnements continuels et vertiges avec maux de tête insupportables. Soigné par les insufflations d'air à Saint-Antoine puis à la clinique du Dʳ Castex par la quinine sans résultat.

Examen 16 *juin*. — OD. tympan infiltré de dépôts calcaires, osselets immobiles.

OG. tympan enfoncé, rougeur du manche et du schrapnnel trompes libres.

Audition OD — Rien.

— OG — Voix chuchotée à 0,60 cent.

Weber latéralisé à gauche.

Rinn + à gauche — à droite.

Schwabach très très diminué à droite.

Ponction 16 *juin* de 12 cc. peu gêné par la ponction.

Le 19 *juin*. — Bourdonnements pas changés.

Le 23 *juin*. — Les bourdonnements n'ont pas changé, mais pas eu de vertiges ; depuis la ponction le malade se sent transformé, se sent la tête dégagét.

Le 28 *juin*. — Même état.

OBSERVATION XXV

M. Trembl. 73 ans.

Atteint de sclérose progresive des deux oreilles depuis 7 ans. Deux ans après sont apparus des bourdonnements et des vertiges. Actuellement les bourdonnements sont continuels. Il y a de la pesanteur de la tête à certains moments les bruits subjectifs s'exaspèrent et donnent lieu à un accès de vertige qui oblige le malade à fermer les yeux et à chercher un appui ; cela se reproduit deux ou trois fois tous les jours.

Soigné par cathéthérismes qui exaspèrent les symptômes.

Examen le 10 *juin*.

Tympans scléreux des deux côtés, trompes libres.

Weber indifférent. Rinn impossible.

Schwabach tres diminué des deux côtés.

Sifflet de Galton très mal perçu.

Audition presque nulle.

Vertige voltaïque douloureux et très résistant.

Ponction le 15 juin 1903 de 14 cc. Le vertige voltaïque redevient normal.

Le 19 *juin*. — Ces bourdonnements ont disparu ; très gênépar la ponction.

Revu le 15 *juillet*. — Depuis la ponction les bourdonnements ont complètement disparu ainsi que les vertiges. Le malade se sent amélioré soulagé, allégé ; l'audition n'a pas été améliorée.

OBSERVATION XXVI.

M. Gouj..., 47 ans.

Depuis 7 ans, affaiblissement très lent et progressif de l'ouïe Presque dès le début a eu des bruits subjectifs dans les deux oreilles et des vertiges. Actuellement, il marche titubant et se plaint beaucoup des bourdonnements et des vertiges.

Examen du 18 *octobre* 1902.

Audition : Voix haute perçue à 1 m 50.

Weber indifférent.

Rinn + des deux côtés.

Schwabach, légèrement diminuée.

Aspect ou tympan normal sauf rougeur du manche et du Schrapnelle accentué surtout à droite.

19 *octobre*. — Ponction de 15 centimètres.

24 *octobre*. — Le malade marche plus facilement et à moins de bourdonnements.

30 *octobre*. — Plus du tout de vertiges, pas de bourdonnements, dans la station verticale, et reviennent quand le malade est couché Le malade marche très droit et sans hésitation.

Audition, pas de changements.

Observation XXVII.

Sclérose progressive des deux oreilles, avec bourdonnements continuels des deux côtés et sensations vertigineuses, vertiges réels à l'occasion de mouvements brusques.

Examen du 26 *septembre*. — Audition très affaiblie.

Voix chuchotée perçue à 0, 50 centimètres de deux côtés.

Weber indifférent.

Rinn + des deux côtés.

Schawbach normal.

Trompes libres.

Tympans, aspect normal.

Ponction de 20 cc. le 20 *septembre*, le liquide sort en jet, est manifestement en hypertension considérable.

Revu le 28 *octobre*. — Le malade n'a pas été du tout gêné par la ponction, éprouve une sensation de bien être et d'allègement. N'a plus ni bourdonnements, ni vertiges.

Observation XXVIII

M. Pined.... 23 ans.

A 10 ans eut une kératite intersittielle ; son père était syphilitique, à 12 ans eut une ulcère dans la gorge, traité par des piqûres de calomel et l'iodure de potassium. A cette époque il commença à moins bien entendre et à avoir des bourdonnements dans les deux oreilles. Les bourdonnements ne l'ont jamais quitté et l'audition s'est affaiblie progressivement jusqu'à devenir nulle en janvier 1902, à cette époque est pris d'une exaspération des bruits subjectifs et de vertiges avec chute qui lui font redouter tout mouvements et tout déplacement. On lui fait alors une série d'injections d'huile grise et il prend de l'iodure sans résultat. En avril,

il consulte le Dr Mahu qui le met à la pilocarpine puis au jaboran-
di et l'améliore notablement.

Examen du 4 *juillet* 1903, tympans enfoncés osselets peu mobiles,
trompes libres. —

L'audition est nulle.

Lés diapasons ne] sont perçus ni par la voie aérienne ni par la
voie osseuse.

Les vertiges ont reparu et sont continuels, bourdonnements et
siflements prédominant à gauche.

[. Vertige voltaïque énorme résistance, projection en arrière.

Ponction le 4 *juillet*. — 12 cc. ; le vertige voltaïqus est moins
résistant et la rotation se fait à gauche.

Le 13 *juillet*. — N'a pas été gêné par la ponction, les vertiges et
les bourdonnements sont améliorés et le malade dit percevoir certains bruits. Nouvelles ponctions de 10 cc.

Le 21 *juillet*. — A été fatigué à la suite de la ponction et a éprouvé de violents maux de tête, mais les vertiges et les bourdonnements ont disparu.

Il entend par l'air libre les diapasons c2, c3, c4, et a entendu un
musiçien qui jouait de la contrebasse. Les sons aigus ne sont pas
du tout perçus,

Revu le 26 *juillet*, même état. —

Revu en *octobre*. — Les vertiges et les bourdonnements n'ont
pas reparu depuis la dernière ponction.

OBRERVATION XXIX

M. David, 35 ans.

Sclérose latérale progressive, depnis denx ans bourdonnements
continuels dans les deux oreilles et sensation vertigineuses qui gê-
nent beaucoup le malade.

Soigné pendant 8 mois par le Dr Cartier, à sa clinique, sans résultat aucun.

Examen le 20 *juin* 1903.

Tympans rétractés et scléreux des deux côtés.

.. Weber, indifférent.

Rinn, + deux côtés.

Schwabach, très diminué des deux côtés.

Voix haute perçue à droite 1 m. 25.

      —   à gauche 0 m. 30 centim.

Le 3 *juin*. — Ponction de 14 cc.

Le 15 *juin*. —Aucune gêne ni malaise, les bourdonnements ont disparu, l'audition semble améliorée. Sensation d'allègement et disparition des sensations vertigineuses.

7 *juillet*. — Bourdonnements un peu reparus, mais très diminués .Audition très améliorée.

14 *juillet*. —Les bourdonnements ont de nouveau disparu mais très légers.

Revu le 18 *juillet*. — Plus de bourdonnements, les vertiges n'ont pas du tout reparu depuis la ponction et le malade prétend mieux entendre.

Voici 7 cas à peu près identiques de Sclérose de l'oreille avec phénomènes de labyrinthisme qui n'ont pas été du tout, ou quelques-uns, très peu influencés par la ponction lombaire.

LEGR. — Otite sèche bilatérale avec syndrome de Ménière, une ponction, amélioration passagère.

MARIET. —Sclérose bilatérale avec bourdonnements et vertiges, une ponction sans résultat.

PICAR. — Sclérose bilatérale avec syndrome de Ménière, une ponction, résultat peu appréciable.

CHAMP. — Sclérose ancienne avec vertiges et bourdonnements, 2 ponctions, aucun résultat.

LAGU. — Sclérose avec phénomènes labyrinthiques, 2 ponctions, très légère amélioration des vertiges.

DUBR. — Sclérose des deux oreilles, une ponction, bourdonnements et vertiges peu améliorés.

LOG. — Sclérose bilatérale, avec bourdonnements et vertiges, 2 ponctions, bourdonnements améliorés passagèrement.

OBSERVATION XXX.

Otites sèches.

SCLÉROSE DE L'OREILLE.

II. — AVEC BOURDONNEMENTS.

45 *cas.*
15 *succès.*
30 *insuccès.*

M. Verhelp..., 48 ans.

Ne s'est aperçu de sa surdité que depuis le 1er janvier 1903, à la suite d'un accident consécutif à l'extraction d'une dent. La surdité est accentuée surtout à droite, il existe des bourdonnements et des sifflements continuels à droite, pas de vertiges, mais maux de tête et pesanteur à droite.

Examen du 12 *mai* 1903.

Audition voix chuchotée O G — 2 m.

O D — rien.

Voix haute   O D — 0,30 cm.

Weber latéralisé à gauche.

Le diapason placé sur la mastoïde droite est entendu à gauche.

OD tympan d'aspect normal.

OG tympan retracté épaissi, rougeur de la membrane de Schrapnell et du manche du marteau, trompes libres.

Soigné dans un hôpital sans résultat.

Ponction le 13 *mai* de 15 cc.

Le 14 *mai*. — Aucune gêne de la ponction, mais paraît n'avoir produit aucun résultat.

Le 16 *mai*. — Les bourdonnements [sont devenus plus graves et plus grêles, plus de sifflements mais déclare mieux entendre.

Le 19 *mai*. — Encore des bourdonnements très atténués il est vrai, entend réellement mieux.

OD. — Entend très bien à 0.80 cent. la voix haute ; les diapasons C² C³ sont entendus appliqués sur la mastoïde. Nouvelle ponction de 10 cc.

Revu le 3 *juin*. — Les bourdonnements et sifflements ont complètement disparu et l'audition de l'OD est telle que la voix haute est réellement à 2 mètres.

Revu le 19 *juin*. — L'amélioration s'est entièrement maintenue.

OBSERVATION XXXI

M. Pèze..., 48 ans.

Depuis deux mois, s'aperçoit qu'il entend moins bien des deux oreilles, il a des bourdonnements continuels à gauche.

Examen. — Tympans retractés, osselets mobiles.

Trompes parfaitement libres.

Weber latéralisé à droite.

Schwabach prolongé à droite.

Rinn à droite négatif.

+ à gauche.

Audition voix haute 0,30 cent. à droite.

        1 m. à gauche.

Vertige voltaïque très résistant.

22 *octobre*. — Ponction de 15 cc. Vertige plus facile, gêne pendant trois jours, hypersécrétion nasale.

Le 26 *octobre*. — Trouve qu'il entend beaucoup mieux et n'a plus de bourdonnements.

6 *novembre*. — Plus de bourdonnements du tout, amélioration étonnante de l'ouïe.

Voix chuchotée 0 m 60 cent. à droite.

       1 m 50 à gauche.

haute 1 m 50 à droite.

       2 m 25 à gauche.

16 *novembre*. — Le Weber n'est plus latéralisé.

Les bourdonnements sont toujours disparus et l'audition s'est maintenu améliorée.

Revu le 22 *novembre* et le 28 *novembre*. — L'amélioration persiste entièrement.

OBSERVATION XXXII.

Mlle Bout..., 19 ans.

Depuis deux ans, affaiblissement progressif de l'ouïe des deux côtés, depuis deux mois bourdonnements intenses et continuels.

Examen le 5 *juin* 03.

Audition. Voix chuchotée OG 1 m.
OD 1 m. 50.

Weber latéralisé à gauche.

Schwabach légèrement diminué des deux côtés.

Rinn + des deux côtés.

Trompes libres et perméables.

Vertige voltaïque normal, mais extrêmement résistant.

Le 8 *juin*. — Ponction de 10 cc., le vertige voltaïque est aussitôt très facile.

Le 10 *juin*. — N'a pas eu de bourdonnements depuis la ponction.

Le 9 *juillet*. — Le Weber n'est plus latéralisé. Schwabach est un peu prolongé.

Les bourdonnements n'ont pas reparu du tout et l'audition est vraiment très améliorée.

La voix chuchotée est très bien perçue à 2 m. des deux côtés.

OBSERVATION XXXIII.

Mlle Louise Cré..., 18 ans.

Affaiblissement progressif de l'ouïe avec bourdonnements et bruits en jet de vapeur. Depuis trois ans, évolution rapide, pas de vertiges.

Examen le 19 *mai* 1903.

Audition presque nulle, entend seulement la voix crier tout contre l'oreille.

Les diapasons ne sont pas perçus à l'air libre, et à peine par la voie osseuse.

Trompes libres et perméables.

Tympans très enfoncés, osselets encore mobiles rougeur du manche.

Vertige voltaïque très résistant, pas de rotation.

Ponction le 20 mai de 10 cc., aussitôt après on obtient la rotation bilatérale.

Le 26 *mai*. — N'a pas eu du tout de bourdonnements depuis la ponction, ni de sifffements ; entend le C^3, C^4 par la voie aérienne et entend la montre à 0,05 cc.

Nouvelle ponction de 12 cc.

Le 29 *mai*. — Les bourdonnements n'ont pas reparu.

Le 8 *juin*. — Bourdonnements disparus. Les diapasons C^1, C^2, C^3, C^4 perçus très bien par la voie aérienne et la voie osseuses des deux côtés.

Le 15 *septembre*. — Nouvelle ponction de 10 cc.

Le 21 *septembre* et 10 *octobre*. — Bourdonnements disparus. Amélioration notable de l'audition.

Revue le 21 nov. L'amélioration persiste.

OBSERVATION XXXIV.

Mme Knoden... 46.

Sclérose bilatérale évolution lente et progressive depuis 12 ans. Bourdonnements et siflements continuels dans les deux oreilles. Soignée par les catéthérismes et insufflations sans résultat.

Examen du 10 *Juin*.

Épreuves du diapason impossibles à prendre, la malade étant incapable de répondre..

Voix chuchotée, pas perçue à gauche

très mal à droite.

Voix haute OD — 0, 30 cent.

    OG — 0, 20 cent.

Tympans d'apparence normale.

Osselets immobiles au siège, trompes libres.

Vertige voltaique, très résistant et douloureux.

Ponction de 12 cc. le 16 juin.

7 *Juillet.* Bourdonnements presque disparus, sont insignifiants, plus du tout de sifflements, amélioration légère mais réelle de l'audition.

Voix chuchotée OD — 0, 30 cent.

    OG — 0,'40 cent.

Voix haute OD — 0, 60 cent.

    OG — 0, 70 cent.

Le 15 *Juillet.* L'amélioration a persisté.

OBSERVATION XXXV.

M.|Vill... 30 ans.

Est sourd depuis deux ans; les bourdonnements et les sifflements sont continuels plus marqués à gauche.

Examen du 10 *Juin* 1903.

Tympans enfoncés sans triangle lumineux, osselets peu mobiles.

Weber indifférent.

Rinn des deux côtés négatif.

Schwabach légèrement diminué des 2 côtés.

Audition. Voix chuchotée OD —ftout contre.

    OG — 0, 05 cent.

Voix haute   OD — 1 m. 25.

    OG — 1 m. 50.

Trompes libres et perméables.

Le 12 *Juin* ponction de 12 cc. vertige volta que beaucoup plus facile.

Le 19 *Juin.* Le malade est encore géné par la ponction.

Les deux premiers jours, les bourdonnements ont été exaspérés, maintenant il n'en a plus, mais les sifflements persistent. Il prétend entendre sensiblement mieux.

Le 7 *Juillet*. Bourdonnements et sifflements ont complètement disparu.

L'audition est vraiment améliorée.

Le 15 *Juillet*. L'amélioration persiste.

OBSERVATION XXXVI,

Mme Emma Sclaf.... 58 ans.

Sclérose des deux oreilles depuis de longues années; depuis un an, bourdonnements et sifflements dans les deux oreilles.

Examen le 6 *octobre* 1903.

Voix chuchotée perçue à 1 m. 75.

Weber, indifférent.

Rinn, + des deux côtés.

Schwabach normal.

Tympans enfoncés, épaissis, perte du triangle lumineux, mobilité diminuée, trompes perméables.

Ponction le 20 *octobre* 1903 de 10 cc.

Les bourdonnements ont changé de nature, sont devenus plus graves, puis deux jours après ont disparu, puis sont revenus moins forts. La malade écrit le 15 novembre qu'elle n'a plus du tout de bourdonnements ni de sifflements.

OBSERVATION XXXVII.

Mme Jeanne Depen..., 25 ans.

Surdité progressive depuis quelques années, accentuée surtout à droite, bourdonnements et sifflements continuels dans l'oreille droite depuis plusieurs mois.

Examen le 2 *juin*.

OG audition encore assez bonne,

OD voix chuchotante jusqu'à 0 m. 10 centim.

Aspect du tympan, normal à gauche ; tympan injecté, rouge et collé au promontoire à droite. Osselets peu mobiles.

Weber latéralisé à droite.

Schwabach normal.

Rinn — à droite, trompes libres, la douche d'air n'améliore pas.

Le 5 *juin*. — Ponction de 10 cc.

Le 7 *juin*. — Encore gênée par la ponction, déclare mieux entendre.

Le 10 *juin*. — Plus de bourdonnements ni de sifflements, Weber n'est plus latéralisé ; déclare mieux entendre.

Revue le 1er et le 5 *juillet*. — L'amélioration persiste.

Mme Suzanne Boq..., 55 ans.

Depuis des années a commencé à moins bien entendre et depuis quelque temps a des maux de tête, des bourdonnements et des bruits subjectifs continuels dans les deux oreilles, qui sont pour elle une véritable obsession.

Examen du 3 *février* 1903.

Audition presque nulle des deux côtés. Epreuves au diapason imposibles à prendre, parce que le diapason est à peine perçu par la voie osseuse et la voie aérienne.

Tympans scléreux avec inscrustations calcaires, osselets immobiles.

Trompes libres.

Vertige voltaïque, très grande résistance.

Ponction de 10 cc. le 5 *février*.

Vertige devenu beaucoup plus sensible.

Revue seulement le 5 *mars*; la malade a été assez gênée, actuellement n'a plus de bourdonnements ni de maux de tête, se sent allégée, il lui semble mieux entendre.

Revue le 25 *mars* — L'amélioratioh s'est maintenue, plus du tout de bourdonnements.

Observation XXXVIII.

M. Paul Bail..., 19 ans.

Il y a 5 ans, fut pris brusquement d'un affaiblissement progressif de l'ouïe, des deux côtés bourdonnements et bruits subjectifs depuis deux ans. Soigné pendant plusieurs mois au dispensaire Péraire sans résultat; toutefois la douche d'air l'améliorait pour quelques instants.

Examen du 23 *juin* 1903.

Tympans enfoncés et osselets peu mobiles.

Léger catharre des trompes.

Weber latéralisé à gauche.

Schwabach légèrement diminué à gauche.

Rinn — des deux côtés.

Audition OD voix chuchotée, 0, 05 centim.
     — haute, 0, 90 centim.
  — OG voix chuchotée, rien.
     — haute, 0, 30 centim.

Vertige voltaïque résistant et douloureux.

Ponction de 12 cc. le 23 *juin*. .

Le 30 *juin*. — A été très gêné, l'audition paraît un peu améliorée, plus de bourdonnements ni de sifflements.

Le 7 *juillet*. — Bourdonnements et sifflements n'ont pas reparu,

Le 26 *juillet*. — Amélioration s'est entièrement maintenue.

Observation XXXIX

Mme Bill, 35 ans.

Sclérose bilatérale, début 6 ans. Depuis 2 ans, bourdonnements continuels et sifflements dans les 2 oreilles.

Examen du 19 *mai* 1903.

Voix chuchotée perçue à 0,90 des deux côtés.

Weber latéralisé à droite.

Rinn semble positif des 2 côtés.

Schawbach prolongé à droiie.

Tympan enfoncé et épaissi des 2 côtés, mobilitité des osselets, très diminuée, trompes perméables.

Ponction le 19 *mai* de 10 cc., disparition des bourdonnements.

Le 20 *mai*. — Les bourdonnements sont revenus à gauche.

Le 24 *mai*. Bourdonnements disparus à droite et très atténués à gauche.

Sensation d'allègement, prétend mieux entendre.

Revue le 26 *juin*. — Plus du tout de bourdonnements, la malade se déclare très satisfaite.

OBSERVATION XXXX

Mlle Eugénie Barath., 25 ans.

Surdité progressive depuis 6 ans, actuellement bourdonnements et bruits subjectifs continuels et dans les 2 oreilles.

Examen du 18 *novembre* 1902, tympans enfoncés et osselets peu mobiles des 9 côtés.

Trompes libres.

Weber latéralisé à droite.

Schwabach, très diminué à gauche.

Rinn, des 2 côtés.

Audition, voix chuchotée, 0,50 centim. OG.

0,60 — OD.

Ponction le 19 *novembre* 1902 de 12 cc.

Le 20 novembre. — Hypersécrétion nasale considérable avec épistaxis.

26 *novembre*. — Plus du tout de bourdonnements ni de sifflements, peut-être amélioration de l'audition.

Revue le 16 *décembre*, le 6 *janvier* 1903. — Les bourdonnements n'avaient pas reparu.

Observation XLI

M. Da..., 39 ans.

Sclérose des deux oreilles ancienne depuis un an, bourdonnements intenses et continuels empêchent le sommeil.

Examen 8 *juin* 1903.

Audition voix chuchotée OD—0
$$\qquad\qquad\text{OG—0,10 centimètres.}$$

Tympans scléreux enfoncés osselets immobiles.

Weber latéralisé à droite.

Schwabach prolongé des deux côtés.

Rinn — des deux côtés.

Vertige voltaïque, énorme résistance.

Ponction le 8 juin de 10 cc. aussitôt après vertige voltaïque beaucoup plus facile.

Le 16 *juin*. — Plus du tout de bourdonnements, la malade se sent la tête dégagée.

Revue le 30 *juin*. — Amélioration persiste.

Observation XLII

Mme Echar, 37 ans.

Sclérose des deux côtés évolution progressive et très lente depuis plusieurs années. Bourdonnements continuels et très intenses. Soignée à l'hôpital Saint Joseph et internationnal par le bougirage et les insufflations qui l'incommodaient.

Examen du 18 *juin* 1903. Voix chuchotée perçne à 0,30 centimètres.

Tympans rétractés et épaissis.

Weber, indifférent.

Rinn — des deux côtés.

Schwabach, normal.

Ponctionnée le 18 *juin* de 10 cc.

La malade n'éprouve aucun malaise.

Enorme catarrhe nasal.

6 *juillet*. — Nouvelle ponction de 10 cc.

Revue le 31 *juillet*. — Très grande amélioration des bourdonnements.

OBSERVATION XLIII

M. Simon Hei..., 40 ans.

Sclérose ancienne des deux oreilles depuis deux ans bourdonnements intenses et continuels, le sommeil est troublé. et le malade se plaint de céphalée persistante.

Examen du 4 *juin*.

OG tympan opaque et enfoncé.

OD osselets peu mobiles.

Rétraction du tympan, osselets peu mobiles, trompes libres.

Weber indifférent, audition.

Schwabach, normal, voix chuchotée OG—0. OD—1 m. 25.

Rinn — des deux côtés.

Soigné aux sourds-muets et à Saint-Antoine sans résultat.

Le 6 *juin*. — Ponction de 10 cc.; aussitôt après plus de bourdonnements. Vers 3 heures ; les bourdonnements reparaissent mais moins forts qu'avant la ponction.

7 *juin*. — N'en a pas eu dans la nuit ni ce matin.

8 *juin*. — Beaucoup diminués à gauche, disparus à droite.

9 *juin* Plus de bourdonnements, le malade dit mieux entendre.

25 *juin*. — Plus du tout de bourdonnements, sensation de dégagement, plus de maux de tête, l'audition ne paraît s'être améliorée.

Observation XXXXIV

Mr Ponchon... 47 ans.

Sclérose des deux oreilles dont le début remonte à 20 ans, évolution progressive soigné dans plusieurs cliniques pendant de longues années sans résultat.

Bourdonnements et sifflements dans les oreilles surtout à gauche. Depuis quelques mois. — Le malade est hebété et ses facultés intellectuelles sont complètement obnubilées il est incapable de travailler.

L'audition est à peu près nulle. Il faut crier trés fort dans les oreilles pour se faire entendre.

Diapason perception crânienne nulle entend un peu par l'air libre. Tympan scléreux des 2 côtés.

Le vertige voltaïque est normal, mais très résistant.

Ponction de 10 c c. le 1er juillet 1303.

Le 4 *juillet*. — Etonnante amélioration de l'audition, le malade se sent rajeuni et n'est plus hébété.

Entend la voix haute à droite à 1ᵐ, à gauche à 0,60 cm. mais les bourdonnements persistent.

Le 21 *juillet*. — Audition maintenues état mental normal, bourdonnements améliorés, ne l'empêchent plus de dormir.

Le 5 *septembre*. — Nouvelle ponction de 10 c c. est très gêné par cette ponction.

Le 10 *scptembre*. — Plus du tout de bourdonnements et l'audttion s'est maintenue.

Le malade reprend son travail parti plus tard.

Indication de trente cas d'otite sèche avec bourdonnements sans vertiges, qui n'ont pas été notablement amèliorés.

Cas. — Surdité ancienne avec bourdonnements, une ponction, résultat négatif.

Bro. — Otite sèche avec bourdonnements disparus 2 jours après la ponction puis revenus même état.

Wart. Sclérose bilatérale bourdonnements 2 ponctions négatives.

Sébill. — Les bourdonnements ont changé de nature.

Bourg. — Amélioration passagère.

Mouz. — 2 ponctions, résultat peu appréciable .

Dev. — Une ponction. Très légère amélioration de l'audition, bourdounements peu influencés.

Ber. — Une ponction le malade a prétendu mieux entendre les jours suivants.

Cra. — même résultat.

Ban. — Sclérose double avec bourdonnements 2 ponctions très légère amél audition, bourdonnements même état.

Sensation d'allégement, bourdonnements en rien modifiés.

Bon. — Vieille sclérose avec bourdonnements, 2 ponctions, amélioration passagère.

Bru. — Se sent mieux après la ponction, prétend mieux entendre,

Wosets. — 3 ponctions sans aucun changement.

Brocq. — Les bourdonnements ont chaugé de nature.

Bre. — Otite sèche avec bourdonnements, légère amélioration de la surdité.

Crie. — Bourdonnements toujours identiques.

Desp. — Bourdonnements très légèrement diminués.

Bramus. — Aucune amélioration.

Trenn. — Aucune amélioration.

Theis. — Aucune amélioration.

Colm. — Bourdonnements changés de nature.

Dinn. — Sclérose récente, surdité très marquée, bourdonnements, incessants, 2 ponctions, amélioration passagère.

Gand. — Pas de résultat.

Garn. — Légère amélioration de l'audition.

Ben. Sensation d'allègement après la ponction, mais les bourdonnements persistent.

Broc. — Vieille otite sèche, surdité totale, bourdonnements, 2. ponctions sans résultat.

Rich. — Amélioration passagère des bourdonnements.

Trevey. — Aucune amélioration.

Janko, — 3 ponctions sans résultat.

Observation XXXXV

Otites sèches.

Scléroses de l'oreille.

III. — Sans bourdonnements ni vertiges.

15 *Cas*
1 *Amélioration*
14 *Insuccès*

Mme Lartig... 69 ans.

Sclérose bilatérale, évolution progressive depuis 15 ans, jamais de bourdonnements ni de vertiges. Soignée à St-Joseph pendant plusieurs mois.

Examen du 1er *septembre* 1903.

Les diapasons sont mieux perçus par la voie aérienne que par l'os.

Rinn + des deux côtés.

Schwabach très diminué des 2 côtés, osselets immobiles, trompes libres et perméables.

Vertige voltaïque normal.

Audition. Voix chuchotée OD — 0, 03 centimètres. Voix chuchotée OD OG — 0, 60 centimètres.

Ponction de 10 centimètres le 1er *septembre*.

Le 15 *septembre*, amélioration étonnante de l'audition.

Le Schwabach est redevenu normal.

Voix chuchotée. — OG — 0,10 centimètres.
OD — 0,50 centimètres.

Voix haute OG — 1 m. 50.
OD — 2 m. 50.

Revu le 18 *septembre*, 25 *septembre* et le 17 *octobre*, l'audition s'est réellement maintenue, améliorée.

Indication de 14 observations de sclérose de l'oreille sans aucun phénomène d'irritation labyrinthique, ni bourdonnements, ni vertiges et dans lesquels la ponction lombaire ne nous a rien donné comme résultat.

Berb. — Aucun résultat.

Pitard. — Très ancienne surdité, 3 ponctions ; pas gênée du tout pas d'amélioration sensible.

Bism. — Aucune amélioration.

Bon. — Aucune amélioration.

Pot. — Aucune amélioration.

Fanc. — Semble mieux entendre certains bruits.

Can. — 2 ponctions résultat négatif.

Duj. — 2 ponctions résultat négatif.

Cail. — Sclérose récente, se sent allégé, peut-être très légère amélioration de l'ouïe surtout d'un côté.

Avice. — Surdi-mutilé. 2 ponctions, aucun résultat appréciable

Gan. — Sclérose ancienne. 1 ponction, se sent la tête dégagée. sans entendre mieux.

Ren. — Otite sèche bilatérale. 1 ponction ; semble peut être mieux entendre la voix haute.

And. — Sclérose bilatérale. 1 ponction.

Chauv. — Résultat peu appréciable.

—

CHAPITRE III

Au cent-six observations que nous venons d'exposer nous prouvons, pour être plus exact, ajouter une vingtaine d'autres que nous n'avons pu reproduire parce qu'elles étaient trop incomplètes, ce qui aurait fait un nouveau total de 125 cas. La ponction lombaire pratiquée chez tous ces malades a amené un ensemble de modifications pour ainsi dire constantes.

Immédiatement après la ponction le vertige voltaïque a été recherché. Dans la plupart des cas cette réaction n'était pas normale avant la ponction. Aussitôt après, dans l'immense majorité des cas cette réaction est modifiée. La rotation et l'inclination de la tête se font alors dans les deux sens et presque toujours ces mouvements s'obtiennent avec un courant de beaucoup plus faible intensité.

Parfois, mais assez peu souvent il est vrai, nous avons pu constater des modifications des épreuves du diapason, c'est en général le Weber qui n'est plus généralisé et le Schwabach qui est soit prolongé soit revenu à l'état normal.

Tous nos malades ont été plus ou moins gênés par la ponction. Nous avons déjà décrit ce malaise particulier nous n'y reviendrons pas. Quelques-uns n'ont absolument rien éprouvé et quelques-autres furent extrêmement gênés ; pendant une semaine.

Ce sont là des cas extrêmes qui sont exceptionnels.

Pendant les premières heures qui suivent la ponction, les bourdonnements et les vertiges peuvent s'exaspérer. Le malade éprouve en outre une sensation particulière de tiraillement dans l'intérieur de l'oreille et qui souvent l'indispose contre l'opération. Nous avons souvent constaté, à ce moment, une réaction du côté de la pituitaire. D'autres malades sont immédiatement soulagés aussitôt la ponction, les vertige sont disparu et les bourdonnements ont ou bien cessé ou beaucoup diminué. Il faut en général une période de huit à dix jours pour calmer les phénomènes immédiats consécutifs à la ponction.

Se rendre compte du résultat obtenu.

Souvent l'amélioration est encore plus tardive et s'accentue progressivement dans le cours de la deuxième ou troisième semaine qui suit la rachicentèse. Les malades éprouvent alors une sensation d'allégement, de soulagement indéfinissable c'est quelque chose d'assez semblable à ce, que certains sourds ressentent parfois après une heureuse insufflation d'air dans la caisse. Ils prétendent avoir la tête dégagée. Cette sensation de bien-être qui persiste et la disparition de la céphalée est un phénomène presque constant à la suite de la ponction lombaire, même dans les cas qui n'ont pas retiré d'autre bénéfice de l'intervention.

L'obnubilation disparaît, l'intelligence reprend son dégré normal. Les vertiges disparaissent généralement brusquement.

Les bourdonnements le plus ordinairement diminuent progressivement, restent atténués ou disparaissent aussi.

L'audition s'améliore le plus souvent après la ponction, le malade paraît entendre beaucoup mieux, puis cela ne dure pas et l'amélioration n'est que passagère. Aussi pour établir qu'il y a eu véritable amélioration de l'audition, faut-il attendre quelques jours et ne tenir compte que de très grosses différences. Dans nos observations nous citons particulièrement trois scléreux obs. 31, 45 et 44 qui ont eu leur audition améliorée d'une façon considérable et inattendue.

Nous croyons qu'aucun autre procédé ne nous eût donné des résultats aussi encourageants. Tous nos malades ou à peu prés avaient été déjà traités sans aucun résultat, pendant longtemps avant de se soumettre à la ponction lombaire.

Les traitements médicaux ont toujours donné fort peu de résultats dans les labyrinthites et dans tous les phénomènes de labyrinthisme. Les résultats cessent quand on supprime le médicament et encore nombre de malades voient leurs troubles s'exagèrer par cette médication.

Les procédés chirurgicaux, après avoir joui d'une certaine vogue sont à peu près abandonnés.

La perforation du tympan et la mobilisation de l'étrier dans l'otite scéléreuse, la section des adhérences et l'extraction des osselets dans toutes les otites cicatricielles, ont pu donner quelques résultats : mais l'expérience prouve que ces résultats sont passagers et l'opération ne peut-être renouvelée, que ces interventions ne sont pas toujours sans danger et que souvent elles peuvent donner lieu à une aggravation des bourdonnements et des vertiges, enfin leurs indications sont restreintes. La ponction lombaire, à l'inverse, est sans danger aucun, et incapable d'augmenter bruits et vertiges, peut être renouvelée et est susceptible de donner des résultats dans tous les cas. Elle mérite donc d'être employée surtout après l'échec des autres procédés.

Nous n'essayerons pas de tenter une explication du mécanisme par lequel la soustraction du liquide céphalo-rachidien peut agir sur les troubles auriculaires. Nous pensons qu'elle remédie surtout à des troubles [fonctionnels du labyrinthe et que c'est sur cette dernière partie que son action s'excerce. Par quel intermédiaire, on pense naturellement à la décompression du labyrinthe mais nous devons nous rappeler que le liquide céphalo-rachidien ne tarde pas à se reproduire et que d'autre part, les améliorations constatées ne sont en général pas immédiates et qu'elles sont progressives Nous savons qu'une injection sous-arachnoïdienne d'encre de Chine pénètre dans la pituitaire où l'on retrouve de fines particules de la matière à injection, qu'elle pénètre encore le long du nerf auditif dans les conduit auditif interne, chemine dans l'aqueduc de Falloppe, mais ne passe jamais plus loin. On n'en retrouve pas la moindre trace ni dans le saccule ni dans l'endolymphe. Est-ce une action directe sur le nerf auditif ? Ou bien s'agit-il d'une réaction sur la pituitaine ? Ce qui expliquerait le catarrhe nasal dont nous avons parlé. On ne peut guére faire à cet egard que des hypothèses.

Conclusions

———

Nos expériences ont porté, comme nous l'avons déjà dit, sur un nombre total de cent vingt-cinq cas. De l'examen des observations nous tirerons cette première conclusion, que pas un. malade n'a présenté d'aggravation de ses symptômes, et que nous n'avons pas eu un accident. Donc la ponction lombaire est une opération inoffensive, nous avons pu noter 45 améliorations indiscutables.

Si nous reprenons nos malades par catégorie et que nous examinions les résultats, nous constatons que sur huit malades atteints d'affections pures du labyrinthe, nous comptons quatre succès complets, deux succès partiels et deux insuccès.

Observation 1. — Le début remontait à 6 ans, depuis deux ans la vie était devenue extrêmement pénible par suite des accès de vertiges très fréquents et des bourdonnements continuels, tous les traitements avaient échoué, une seule ponction de 12 c.c. le 22 mai, le 28 légère amélioration, le 2 juin elle s'accentue, en juillet, les vertiges et les bourdonnements ont complètement disparu, et l'audition est revenue ce qu'elle était avant le début de la maladie. La guérison persiste depuis plus de 6 mois.

Dans l'observation 2 — Nous constatons également la disparition des bourdonnements, des vertiges et l'amélioration de l'audition. De même dans les observations 3 et 4.

Les vertiges ont disparu dans les observations 5 et 6, et les bourdonnements et l'audition sont seulement un peu améliorés.

Enfin deux insuccès complets.

Dans les otites cicatricielles nous relevons 22 observations avec 14 succès et 8 insuccès, les observations 7 et 8 sont les deux meilleurs résultats. Dans le 7 nous avons obtenu une véritable transformation, tous les phénomènes de labyrinthisme ont disparu ; après la ponction, vertiges, bourdonnements, surdité sont véritablement guéris, plus d'obnubilation de l'intelligence. Le n° 8 nous présente également une amélioration étonnante de l'audition et la disparition complète des vertiges et des bourdonnements. Ces résultats persistent tous deux depuis 18 mois. Chez nos autres malades, classés parmi les 14 succès, nous avons été moins heureux pour l'audition, les améliorations obtenues sont moins frappantes, cependant certains changements dans l'acuité auditive ont été relevés et sont encore considérables. Là, encore, les phénomènes de labyrinthisme ont été les plus influencés par la ponction lombaire. Tous nos succès concernent pour la plupart des cas où le syndrome de Ménière était plus ou moins réalisé, et alors vertiges et bourdonnements ont disparu. Les bourdonnements seuls ont été plus tenaces, un certain nombre sont seulement améliorés tandis que les vertiges disparaissent complètement et beaucoup plus souvent

Chez les scléreux, les résultats sont moins brillants. Sur un nombre total de 76 cas, nous ne relevons que 25 cas favorables. Les observations au nombre de 16 dans lesquels nous avons constatés des phénomènes nets de labyrinthisme nous ont donné 9 succès. C'est toujours le vertige qui partout disparaît, les bourdonnements sont parfois seulement diminués — la surdité n'est améliorée qu'un petit nombre de fois et encore bien légèrement.

Dans les otites sèches avec seulement des bourdonnements, sur 45 cas, nous relevons 15 succès et 30 insuccès.

L'audition a été vraiment améliorée 8 fois, observations 30, 31, 32, 33, 34, 35, 44 et 45, et d'une façon étonnante et inattendue observations 31, 44 et 45.

Enfin, les scléreux, sans aucun retentissement labyrinthique nous ont donné une amélioration de l'audition sur 15 cas.

Beaucoup de nos malades n'ont pu être suivis plus de vingt à trente jours, et nous n'avons pu savoir si l'amélioration persiste toujours. La plupart cependant ont été observés pendant un minimum de 6 semaines et, enfin, nous pouvons citer des résultats qui durent depuis 8 mois (observations 7 et 8.)

6 mois : observation 1, — 5 mois : observation 33.

4 mois : observations 2, 16, 22, 28 ; — 3 mois : 11, 18, 21 et 44.

Le vertige est le symptôme le plus efficacement combattu par la ponction, surtout quand il s'accompagne des phénomènes qui réalisent le syndrome de Ménière ; c'est donc dire que les labyrinthiques purs seuls retirent le plus grand bénéfice de la ponction. Aucun autre procédé de traitement n'a pu jusqu'à présent obtenir de résultats comparables.

Le labyrinthisme avec ses vertiges, ses bruits subjectifs et l'état mental qui en résulte, est également très modifié par la ponction lombaire, ses vertiges disparaissent, l'état mental devient normal, les bourdonnements et l'audition s'améliorent notablement, souvent même les bourdonnements disparaissent aussi. Ces troubles sont plus sûrement améliorés s'ils sont consécutifs à d'anciennes suppurations de l'oreille ; dans les otites sèches, le pronostic de la ponction est moins favorable. Cependant nous avons obtenu de grosses améliorations dans les cas les plus variés, et chacune des catégories de malades que nous avons établies compte ses succès.

En face, donc, d'un trouble auditif quelconque, toutes les fois, que les traitements otologiques ont été essayés en vain, la ponction lombaire mérite d'être faite. Elle seule peut encore, en effet, avoir chance d'obtenir un résultat.

En Résumé

———

1° La ponction lombaire avec soustraction de 10 à 15 c.c. de liquide céphalo-rachidien est une intervention absolument inoffensive.

2° Son emploi n'a jamais été suivi d'aucune aggravation des vertiges, ni des bourdonnements.

3° Elle s'est montrée l'agent thérapeutique le plus efficace contre les labyrinthites et tous les phénomènes de labythisme.

4° Dans tous les troubles consécutifs aux otites cicatricielles elle a donné les résultats les plus encourageants.

5° Dans les otites sèches, elle agit favorablement presque toujours sur les vertiges, fait très souvent disparaître les bourdonnements et améliore parfois l'audition.

Paris. — Imprimerie de l'Institut de Bibliographie. — xii-1903, n° 1360.

9 782019 289966